T0062878

MANUAL DE
PROCEDIMIENTOS CARDIACOS
INTERVENCIONISTAS
PARA CARDIÓLOGOS PRINCIPIANTES

MANUAL DE PROCEDIMIENTOS CARDIACOS INTERVENCIONISTAS PARA CARDIÓLOGOS PRINCIPIANTES

(un resumen de la literatura actual sobre cardiología)

DR. YAHYA KIWAN

Consultor en cardiología intervencionista
MRCP, FRCP, FRACP, FACC, FSCAI

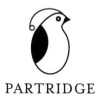

PARTRIDGE

ISBN: Tapa Blanda   978-1-4828-7966-7
           Libro Electrónico   978-1-4828-7967-4

Información de la imprenta disponible en la última página.

Para realizar pedidos de este libro, contacte con:
Toll Free 800 101 2657 (Singapore)
Toll Free 1 800 81 7340 (Malaysia)
orders.singapore@partridgepublishing.com

www.partridgepublishing.com/singapore

Contenido

Biografía del autor

- **Especialidades:**

  MBChB Iraq, 1977
  MRCP   London, 1985
  FRCP   Glasgow, 1997
  FRACP   Australia, 1999
  FRCP   UK, 2001
  FSCAI   USA, 2002
  FACC   USA, 2006

- **Experiencia:**

  1. Uno de los pioneros en el campo de los procedimientos en cardiología intervencionista, Hospital del Tórax, Kuwait, 1985-1990.
  2. Un pionero en procedimientos en cardiología intervencionista en el Hospital Charles Nicolle, Tunis, Tunisia, 1991-1995.
  3. Uno de los pioneros en procedimientos en cardiología intervencionista en el Hospital de Dubai, UAE, 1995-1997.
  4. Asesor senior en cardiología intervencionista en Nueva Zelanda y Australia, 19972006.
  5. Uno de los pioneros en procedimientos en cardiología intervencionista en el Hospital de Gold Coast, Gold Coast, Queensland, Australia, 2005.
  6. Asesor senior en cardiología intervencionista, y encargado del laboratorio de cardiología no invasiva en el Hospital de Dubai, 2006-2011. También profesor senior del Dubai Medical College for Girls.
  7. Uno de los fundadores del UAE intervention working group en 2010.

8. Actualmente consultor senior y encargado del departamento de cardiología, Canadian Specialist Hospital, Dubai, UAE.

9. Envuelto activamente en la enseñanza, además de presidir una serie de conferencias cardiacas, tanto a nivel nacional como internacional.

10. Como una autoridad reconocida de la cardiología, el Dr. Kwan ha servido como un experto en la materia para varias publicaciones y revistas.

11. Actualmente sirve como un experto en la materia para varias publicaciones de cardiología y se encuentra preparando su segundo libro sobre los procedimientos de intervención y cirugía cardíaca.

ykiwan@yahoo.com
www.yahyakiwan.com

Revisores

1. Horst Sievert, director del Centro Cardiovascular de Frankfurt, Frankfurt, Alemania: "Este libro resume, en un formato muy claro, toda la información que los pasantes y cardiólogos jóvenes necesitan saber acerca de las intervenciones cardiovasculares. Refleja la enorme experiencia del autor, el Dr. Yahya Kiwan, a quien conozco desde hace más de 25 años. Para cada procedimiento, el propósito, las indicaciones y las contraindicaciones, así como las complicaciones potenciales, se enumeran. Incluye referencias para aquellos que quieren saber más sobre el tema".

2. Profesor JM Muscat-Baron, Jefe Clínico, Dubai Medical College, Dubai, EAU: "Este es un excelente libro corto sobre las diversas maniobras diagnósticas y terapéuticas que están disponibles para los cardiólogos intervencionistas. En él se enumeran todos los procedimientos disponibles, las ocasiones en que están indicados, los peligros que se pueden encontrar y proporciona un medio para evaluar los resultados. Representa una excelente introducción al creciente campo de la cardiología para el personal subalterno interesado en especializarse en este campo de la cardiología.

3. Dr. Obaid AlJassim, MD, PhD, cirujano cardiotorácico, Consultor y Jefe del Departamento de Cirugía Cardiaca, Hospital de Dubai, Dubai, EAU. Excelente manual de intervención cardíaca. La lectura placentera de este manual me resulta muy útil para aprender ideas prácticas en cardiología de intervención específicamente para cardiólogos jóvenes y también los cardiólogos más exprimentados. La información contenida en este libro es clara, bien delineada y bien referenciada. Los capítulos sobre: Cateterismo cardíaco transeptal izquierda, Angioplastia coronaria transluminal percutánea, Valvuloplastia mitral con catéter balón, Valvuloplastia aortica con catéter balón, Implantación transcatéter de

válvula aórtica, Reparación transcutánea de la válvula mitral, Coartación de la aorta, Denervación simpática de la arteria renal y muchos otros capítulos son simplemente excepcionales. El autor parece tener un profundo conocimiento de los temas y está actualizado con los últimos ensayos clínicos en el campo de la intervención cardíaca. No tengo ninguna duda en recomendar este libro a todos los cardiólogos jóvenes, y también a los cardiólogos con más experiencia, residentes de medicina e incluso a médicos generales. Es un excelente manual de intervención cardíaca.

4. Dr. Abdulla Shehab,

   Profesor asociado y Asesor de Cardiología, Universidad UAE, Al Ain, UAE:

   "El estilo de este libro es conciso y al grano, con un flujo de información sucesivo y lógico. He disfrutado de la lectura del libro, y lo recomendaría a los cardiólogos jóvenes como una referencia útil".

Agradecimientos

Estoy muy agradecido com mi esposa Ikram por su tiempo y paciencia durante de mi participación continua en la redacción de este libro. También estoy agradecido con el trabajo realizado por el Dr. Ijaz Nazish por su papel activo en la preparación del manuscrito. Me gustaría dar las gracias a mis colegas, mencionados por su nombre en la lista de los colaboradores de la página anterior, por sus valiosos comentarios y aportes.

Prefacio

Este libro es publicado para médicos, especialmente los jóvenes, que trabajan en todas las especialidades de cardiología (clínica, invasiva y no invasiva).

Es un libro actualizado, práctico y fácil de usar que contiene casi toda la información que necesitan los cardiólogos en su trabajo clínico del día a día.

Deriva su contenido de las últimas directrices internacionales y prácticas de cardiología, y la literatura más reciente en la especialidad. Estoy seguro de que le resultará útil a todos los cardiólogos de diferentes niveles de experiencia.

Sus comentarios y retroalimentación son bienvenidos.

Dr. Yahya Kiwan
Dubai,
October 2015.

ykiwan@yahoo.com
www.yahyakiwan.com

Abreviaturas

	A
AAI	Apéndice auricular izquierdo
ACC	Arteria carótida común
ACI	Arteria carótida interna
ACON	Anticoagulante oral nuevo
ACTP	Angiografía coronaria transluminal percutánea
ASA	Ablación septal alcohólica
AV	Atrioventricular
AVM	Área de la válvula mitral
	B
BEM	Biopsia endomiocárdica
BRI	Bloqueo de rama izquierda
	C
CMHO	Cardiomiopatía hipertrófica obstructiva
CoA	Coartación de la aorta
CPFP	Cierre percutáneo de la fuga periprotésica
CRVC	Cirugía de revascularización coronaria
CSC	Colocación de stent en la arteria carótida
	D
DAI	Descendente anterior izquierdo
DSA	Defecto septal atrial
DSR	Denervación simpática renal
DSV	Defecto septal ventricular
	E
EAC	Endarterectomía carotídea

EAC	Enfermedad de la arteria coronaria
EAR	Estenosis de la arteria renal
ECGT	Ecocardiograma transesofágico
EM	Estenosis mitral
F	
FA	Fibrilación atrial
Fistula AV	Fístula arteriovenosa
FOP	Foramen oval persistente
FPV	Fuga peravalvular
I	
ICP	Intervención coronaria percutánea
ITVA	Implantación transcatéter de válvula aórtica
M	
MSA	Movimiento sistólico anterior
N	
NSTEMI	Infarto de miocardio sin elevación de segmento ST
P	
PCP	Pericardiocentesis percutánea
R	
RFF	Reserva fraccional de flujo
RM	Regurgitación mitral
RTVM	Reparación transcutánea de la válvula mitral
RVA	Reemplazo de la válvula aortica
RVM	Reemplazo de la válvula mitral
S	
STEMI	Infarto de miocardio con elevación de segmento ST
STS	Sociedad de Cirujanos Torácicos
T	
TC	Tomografía computarizada

TCO	Tomografía de coherencia óptica
TSVI	Tracto de salida del ventrículo izquierdo
TV	Taquicardia ventricular
TVP	Trombosis venosa profunda
U	
UI	Ultrasonido intravascular
V	
VAB	Valvuloplastia aortica con catéter balón
VD	Ventrículo derecho
VI	Ventrículo izquierdo
VMB	Valvuloplastia mitral con catéter balón
VPB	Valvuloplastia pulmonar con catéter balón

Clasificación de las Recomendaciones y los Niveles de Evidencia

Tipo de Recomendación	Niveles de Evidencia
Tipo I	**Beneficio >>> Riesgo** El procedimiento o tratamiento se DEBE realizar o administrar
Tipo II a	**Beneficio >> Riesgo** ES RAZONABLE realizar o administrar el tratamiento o procedimiento
Tipo II b	**Beneficio > Riesgo** El procedimiento o tratamiento PUEDE SER CONSIDERADO
Tipo III	**No hay Beneficio** El procedimiento o tratamiento no es útil o efectivo y PUEDE SER PERJUDICIAL.

Niveles de Evidencia	
Nivel A	Datos obtenidos de múltiples ensayos clínicos aleatorios o meta-análisis
Nivel B	Datos obtenidos de un solo ensayo clínico al azar o de ensayos no aleatorio.
Nivel C	Sólo opinión de consenso de expertos, estudios de casos, o los estándares de atención.

Angiografía Coronaria de Diagnóstico (AGC)

Indicaciones:

1. Pacientes con angina de esfuerzo severa.
2. Pacientes con prueba de esfuerzo no invasiva positiva.
3. Pacientes con sospecha de enfermedad coronaria, con pruebas concluyentes incluyendo angiografía coronaria por TC.
4. Puede considerarse como una preparación preoperatoria para los principales de cirugía no cardiaca con enfermedad coronaria conocida.
5. Como procedimiento semi-urgente en pacientes con angina inestable o N-STEMI.
6. Como un procedimiento de urgencia en pacientes con STEMI para una ICP primaria o ICP de rescate.

Contraindicaciones:

- No hay contraindicaciones absolutas.

Contraindicaciones relativas:

1. Infecciones en curso.
2. Anemia severa.
3. Sangrado activo.
4. Desequilibrio electrolítico grave.
5. Comorbilidades severas.
6. Edad avanzada.

Objetivo de la angiografía coronaria:

1. Para determinar la anatomía coronaria, y la existencia de anomalías coronarias.
2. Para determinar la ubicación y la gravedad de la estenosis de la arteria coronaria.
3. Para determinar la complejidad de la estenosis (longitud, excentricidad, bifurcación, la presencia de calcificación, trombo o disección).
4. Para determinar la importancia fisiológica de la estenosis coronaria (a través de la RFF, UI o TCO).

Complicaciones:

Aunque muy rara vez, las siguientes complicaciones pueden ocurrir:
1. Complicaciones en el sitio de acceso:
   a. Abordaje femoral: (2-5%)
      Incluyen:
      1. Hematoma.
      2. Pseudoaneurisma.
      3. Fístula arterio venosa.
      4. Trombosis arterial y embolización distal.
      5. Hematoma retroperitoneal.
      6. Disección arterial.
   b. Abordaje radial:
      1. Oclusión radial total.
      2. Hematoma grande.

2. Reacciones alérgicas al agente de contraste y shock anafiláctico potencial.

3. Hipotensión: vasovagal o inducida por fármacos.

4. Arritmias cardiacas.

5. Edema pulmonar.

6. Isquemia del miocardio e infarto debido a:
   a. Inyección de contraste.
   b. Desprendimiento de trombo coronario.
   c. Embolismo aéreo.
   d. Disección coronaria.

7. Accidente cerebrovascular (0,1% al 0,2%) debido a eventos tromboembólicos desde:
   a. Vaina del sitio de acceso.
   b. Alambre de guía.
   c. Catéter.
   d. Placa de la aorta.
   e. Trombo de ventrículo izquierdo.

8. Muerte: (0.1%)

Limitaciones de la angiografía coronaria:

1. La falta de información adecuada sobre el tipo correcto de la estrategia de revascularización. (ICP o CRVC)
2. Los datos limitados sobre la composición placa. (requiere diagnóstico coronario invasivo directo)
3. No se puede proveer suficiente información sobre la gravedad de la lesión fisiológica.

Referencias:

1. Judkins MP *et al*. Prevention of Complications of Coronary Arteriography. Circulation, 1974; 49:599
2. Baim DS. Grossman's Cardiac Catheterisation. Philadelphia: Lippincott Williams and Wilkins, 2006.
3. Percutaneous Interventional Cardiovascular Medicine (PCREAPCI Libro de Texto). Frederic Doncieux, Veronique Deltort, Paul Cummins, 2012.

Cateterización transeptal del corazón izquierdo (CTCI)

Rutas para la cateterización transeptal:

1. Vena femoral derecha (más común).
2. Vena femoral izquierda (alternativa).
3. Vena yugular interna derecha (alternativa).

Indicaciones:

1. Estenosis aórtica severa: si la válvula no puede ser cruzada, y en pacientes con prótesis aórticas, la cateterización transeptal se hace para medir la presión ventricular izquierda y el gradiente aórtico.
2. Para medir el gradiente de la válvula mitral en pacientes con válvulas mitrales protésicas.
3. Para medir el gradiente del TSVI en pacientes con CMHO.
4. Valvuloplastia mitral con catéter balón.
5. Reparación de la válvula mitral percutánea.
6. Oclusión percutánea del apéndice auricular izquierdo
7. Algunos casos de cierre del FOP.
8. Cierre de fuga mitral periprotésica.
9. Ablación por radiofrecuencia de la fibrilación auricular, las vías accesorias, y la taquicardia por reentrada AV.

Indicaciones futuras:

1. Reemplazo percutáneo de la válvula mitral.
2. ITVA anterógrada, por la válvula mitral.

Contraindicaciones:

Absolutas:
1. Trombosis septal atrial
2. Tumor septal atrial (mixoma)

Relativas
1. Trombosis del cuerpo del atrio izquierdo
2. Tumor del atrio izquierdo, diferentes al mixoma
3. Agrandamiento marcado del atrio.
4. Inserción previa de un parche de reparación quirúrgica del tabique auricular o un oclusor septal Amplatzer®.
5. Deformidad severa del pecho o la espina.

Condiciones que pueden complicar el procedimiento de punción transeptal:

1. Resistencia del septo a la punción con aguja
2. Protrusión de tabique debido a una muy alta presión de la aurícula izquierda, provocando que la aguja se deslice medial o lateralmente durante la punción.
3. Aurícula izquierda gigante, causando dificultad para encontrar el punto de intersección del tabique.
4. Atrio derecho muy grande.
5. Aneurisma del septo atrial.

Complicaciones:

1. Embolismo aéreo a través del catéter.
2. Tromboembolismo.
3. Perforación de la aorta.
4. Peroración de la pared, dando lugar a un hemopericardio.
5. DSA pequeño.

Referencias:

1. Brockenbrough EC. etal. New Technique for Left Ventricular Angiography and Transseptal Left Heart Catheterisation. *Am. J. Cardiol.* 1960; 6:10624

2. Braunwald E. Transseptal Left Heart Catheterisation. *Circulation.* 1968; 37 (suppl 111): 7479

3. Clugston R. et al. Transseptal Catheterisation Update 1992. *Cathet cardiovasc. Diagnosis.* 1992; 26:26674

4. Hung JS. et al. Atrial Septal Puncture Technique in Percutaneous Mitral Commissurotomy. *Cathet cardiovasc. Diagnosis.*1992; 26:275284

5. Kiwan Y.et al. Mitral Balloon Valvuloplasty. New Emerging Indications. *Saudi Heart Journal.* Vol 7. No.1, 7382 August (1995).

6. Shaw TRD. et al. Mitral Balloon Valvotomyand Left Atrial Thrombus. Heart. 2005; 91:1088-1089

7. Percutaneous Interventional Cardiovascular Medicine.(The PCR-EAPCI Libro de Texto). EECKHOUT E. et al. Europa 2012 Edición. Publicador: Frederic Doncieux

Biopsia endomiocárdica (BEM)

Recomendaciones para la BEM:

1. Insuficiencia cardiaca fulminante inexplicable de una duración inferior a dos semanas. (miocarditis linfocítica, miocarditis de células gigantes y miocarditis eosinofílica necrotizante).

2. Nueva aparición de insuficiencia cardíaca inexplicable de una duración de dos a 12 semanas, asociada con arritmia ventricular reciente, bloqueo AV, o la falta de respuesta al tratamiento médico. (miocarditis de células gigantes).

3. Insuficiencia cardíaca inexplicable, de una duración superior a tres meses, con arritmias tardías, bloqueo AV, o la falta de respuesta al tratamiento médico. (sarcoidosis, miocarditis de células gigantes).

4. Insuficiencia cardíaca inexplicable con miocardiopatía dilatada, de caulquier duración, asociado con sospecha de reacción alérgica y eosinofilia. (miocarditis por hipersensibilidad).

5. Sospecha de cardiotoxicidad de las antraciclinas.

6. En pacientes seleccionados con insuficiencia cardíaca asociaa con cardiomiopatía restrictiva, si otro estudio diagnóstico no es concluyente (amiloidosis, hemocromatosis).

7. En pacientes hospitalizados con tumor cardiaco, si la BEM puede alterarar la gestión (excepto mixoma).

8. Si se sospecha de miocardiopatía arritmogénica del ventrículo derecho, y otras pruebas de evaluación no son concluyentes.

9. La insuficiencia cardíaca con hipertrofia ventricular inexplicable, si se sospecha de enfermedades infiltrativas o de almacenamiento (amiloidosis, enfermedad de Fabry) y otras pruebas no son concluyentes.

10. Para monitorear el rechazo de aloinjerto cardíaco.

11. Exacerbación aguda de la cardiomiopatía crónica.

Limitaciones de la BEM:

1. Se trata de un procedimiento seguro, pero tiene algunas complicaciones que deben tomarse en cuenta.

2. Los rendimientos de diagnóstico de las biopsias de ambos ventrículos (VI y VD) son mucho mayores que los de la biopsia de un solo ventrículo.

3. Error de muestreo debido al área irregular de la inflamación y limitación de la toma de muestras a sólo las capas subendocárdicas.

Complicaciones de la BEM:

Complicaciones mayores: (1%)

1. Taponamiento pericárdico. (0,4%)
2. Neumopericardio.
3. Bloqueo AV completo. (0,1%)
4. Accidente cerebrovascular.
5. Infarto del miocardio.
6. Regurgitación de la válvula tricúspide.
7. Embolización pulmonar o sistémica.
8. Muerte. (0,03%)

Complicaciones menores: (24%)

1. Dolor en el pecho transitorio.
2. TV no sostenida.
3. Bloqueo AV transitorio.
4. Hipotensión transitoria.

Referencias:

1. Transvenous Right Ventricle Endomyocardial Biopsy in Adult Patients with Cardiomyopathy. *J. Am. Coll. Cardiol.* 1992; 19:437.
2. Deckers J.W. et al. Complications of transvenous right ventricle endomyocardial biopsy in adult patients with cardiomyopathy. *J Am Coll Cardiol.*1992; 19:43-47.
3. Kiwan Y, Yousuf Ali A.,Muscat-Baron J.et al. Endomyocardial Biopsy for Malignant Cardiac Neoplasms: Report of one Case and Review of Literature. *Emirates Medical Journal* 8, 124127(1997).
4. Ardehali H. et al. Endomyocardial Biopsy Plays a Role in Diagnosing Patients with Unexplained Cardiomyopathy. *Am. Heart J.*2004; 147:919-23.
5. Cooper LT. et al. The Role of Endomyocardial Biopsy in the Management of Cardiovascular Diseases. A scientific statement from the AHA. *Eu.r Heart J.*2007; 28:3076-93.
6. Leone O. et al. 2011, Consensus Statement on Endomyocardial Biopsy from the Association for European Cardiovascular Pathology and the Society of Cardiovascular Pathology. *Cadiovasc. Pathol.* 2012; 21245.

Intervención pericárdica (IP)

Intervención percutánea en enfermedades pericárdicas

1. Pericardiocentesis percutánea.
2. Pericardiotomia percutánea con balón.
3. Ventana pericárdica quirúrgica.
4. Inyección intrapericárdica de agentes esclerosantes.
5. Biopsia pericárdica percutánea cerrada.
6. Pericardioscopia percutánea con biopsia.
7. Acceso pericárdico percutáneo para el mapeo epicárdico y la ablación de arritmias cardiacas.

Indicaciones para la pericardiocentesis percutánea (PCP):

1. Taponamiento cardíaco o inminente taponamiento.
2. Como técnica de diagnóstico en derrame de etiología desconocida.
3. Derrame pericárdico infecciosos donde el cultivo de fluidos es deseable.
4. Derrame pericárdico recurrente.
5. Aspiración por razones paliativas.

Contraindicaciones de la PCP (el drenaje quirúrgico es preferible):

1. Hemopericardio por disección aórtica, infarto del miocardio o después de un traumatismo.
2. En pacientes con diátesis hemorrágica.
3. Efusión pericárdica recurrente.

11

4. Efusión pericárdica p.urulenta
5. Efusión leve o moderada.
6. Efusión loculada.
7. Efusión situada posteriormente.
8. Pericarditis fúngica o tuberculosa.
9. Quilopericardio para la aspiración simultánea de fluidos y ligación quirúrgica del ducto torácico.

Complicaciones de la pericardiocentesis:

1. Hemotórax.
2. Perforación del corazón, hígado o pulmón.
3. Punción de la arteria intercostal.
4. Punción de la arteria coronaria.
5. Punción de arteria mamaria interna izquierda.
6. Fístula pleuropericárdica.
7. Neumotórax.
8. Arritmias.

Manejo de la efusión pericárdica recurrente:

1. Pericardiocentesis percutánea.
2. Pericardiotomia percutánea con balón.
3. Ventana pericárdica quirúrgica.
4. Inyección intrapericárdica de agentes esclerosantes.

Biopsia pericárdica percutánea cerrada:

Técnica desarrollada por nuestro grupo en Kuwait en 1988.

1. Es una técnica segura y sencilla que se puede realizar simultáneamente con la pericardiocentesis percutánea.
2. Se trata de una técnica de diagnóstico muy sensible, sobre todo en casos de efusión pericárdica maligna y tuberculosa.

3. Se pueden obtener biopsias múltiples de diferentes partes del pericardio parietal.

4. Se lleva a cabo usando fluoroscopia en el laboratorio de cateterismo.

5. La sensibilidad global es de 60%, pero es mucho más alta en casos con etiología maligna y tuberculosa.

Pericardioscopía:

1. Permite la inspección endoscópica percutánea directa y del pericardio visceral y parietal.

2. Permite la biopsia de ambos parietales y pericardio visceral.

3. Usualmente se realiza con un catetes de balón atravesando el pericardio parietal.

Administración intrapericardca de agentes esclerosantes:

1. Tetraciclina, doxiciclina.

2. Quimioterapia (bleomicina, thiotepa).

3. Fosforo radioactivo.

Todos estos han sido usados efectivamente para prevenir la recurrencia de la efusión pericárdica.

Referencias:

1. Endrys J, Simo M., Shafie M.Z, Uthman B., Kiwan Y., Chugh T. Ali S.M, Spacek K., Yosuf A.M, Cherian G;A New Non-surgical Technique for Multiple Pericardial Biopsies. *Cathet. Cardiovasc. diagn.*1988; 15:924

2. Palacios IF. et al; Percutaneous Balloon Pericardial Windowf or Patients With Malignant Pericardial Effusion and Tamponade. *Cathet cardiovasc diagn.*1991; 22:2449

3. Selig MB. et al; Percutaneous Transcatheter Pericardial Intervention: Aspiration, Biopsy and Pericardioplasty. *Am. Heart J.*1993; 125:26971

4. Uthman B. et al; Percutaneous Pericardial Biopsy Technique, Efficacy, Safety and Value in the Management of Pericardial Effusion. *Pediatr cardiol.*1997; 18:4148

5. Spodick D.H; Acute Cardiac Tamponade. *N.Eng. J. Med.* 2003; 349:68490

6. Seferovic PM. Et al. Diagnostic Value of Pericardial Biopsy: Improvement with Exclusive Sampling Enabled by Pericardioscopy. *Circulation.* 2003; 107:97883

Ablación septal percutánea con alcohol de la miocardiopatía hipertrófica obstructiva (ASPA)

Puntos que se deben recordar:

1. La ASPA alivia la obstrucción del TSVI mediante la provocación de un infarto del miocardio localizado en el área del músculo septal basal donde está ocurriendo el contacto SAM-septal. La remodelación de esta zona de contacto conduce a la ampliación del TSVI.

2. La ASPA mejora los síntomas, incrementa la capacidad de ejercicios físicos y mejora el pronóstico de sobrevivencia a largo plazo.

3. Los estudios han demostrado que el procedimiento es seguro y efectivo en la mayoría de los pacientes.

4. La sobrevivencia a largo plazo es comparable con reportes históricos de mioectomía quirúrgica y se acerca a la de la mayoría de la población.

5. La ASPA es un tratamiento viable para pacientes con CMHO.

6. Las ventajas de la ASPA incluyen:

   a. Evitar la esternotomía quirúrgica.

   b. Recuperación y estancia hospitalaria más cortas.

   c. Menor riesgo de ocurrencia de DSV como complicación.

   d. El tratamiento de la estenosis coronaria concomitante por angioplastia.

   e. Menos costosa.

   f. Se puede repetir.

Causas de hipertrofia ventricular izquierda sin obstrucción:

1. Miocardiopatía hipertrófica no-obstructiva.
2. Hipertensión.
3. Enfermedades cardiacas infiltrativas (amiloidosis, hemocromatosis).
4. Corazón de atleta.

Indicaciones (IIa B) (ACC/AHA 2011)

1. Clínicas:
   Si el paciente presenta comorbilidades **quirúrgicas** significativas, **o** si existen contraindicaciones para la cirugía, **o** si se niegan a la cirugía, con uno o más de los siguientes síntomas:
   a) Pacientes sintomáticos con disnea grave
   b) Angina de clase III, refractaria al tratamiento médico.
   c) Síncope inducido por el ejercicio.

2. Hemodinámicas:
   a) Gradiente en descanso > 30 mmHg.
   b) Gradiente provocado > 50 mmHg (by Valsalva manoeuvre, post-extra sístole, ejercicio o fármacos)

3. Ecocardiografícas:
   a) La presencia de un gradiente subaórtico con SAM.
   b) Presencia de gradientes en el centro de la cavidad.
   c) La ausencia de trastornos intrínsecos del aparato valvular mitral.

4. Angiografía coronaria:
   La presencia de una arteria septal de tamaño adecuado.

La ablación septal con alcohol tiene:

1. Hemodinámica similar y mejor funcionalidad que la miectomía quirúrgica.
2. Una tasa de supervivencia de 4 años similares a la miectomía quirúrgica.
3. Arritmias ventriculares en 5%, que es superior a la miectomía quirúrgica (0.2%).
4. Un efecto incierto casos graves con grosor del tabique mayor a 30 mm.

Contraindicaciones de la ASPA:

1. Síntomas leves o sin síntomas.
2. Hipertrofias que no afectan el tabique interventricular (los ejemplos incluyen sólo el ápice o la pared libre).
3. La ausencia de gradiente intraventricular.
4. Tabique fino (<16 mm).
5. Anormalidades intrínsecas de la válvula mitral.
6. Anomalía morfológica de la inserción de los músculos papilares.
7. La presencia de estenosis coronaria severa que requiere revascularización quirúrgica.

Consideraciones técnicas:

1. El tamaño promedio del balón es 1.2 x 6 mm.
2. La cantidad de alcohol requerida es de 1 mL por cada cm de grosor del septo.
3. Seleccione la primara rama septal grande.
4. Las ramas septales pueden surgir del DAI, arterias diagonales intermedias.
5. En ocasiones es necesario inyectar en dos ramas septales.

Signos de éxito de la ablación:

1. Reducción del 50% del gradiente.
2. Reducción en el grado de SAM
3. Reducción en la severidad de RM
4. Elevación del segmento ST en el V1 y V2
5. Depresión del segmento ST en el V5 y V6

Complicaciones:

1. Sitio de punción:
   a. Hematoma y sangrado.
   b. Fístula AV.
   c. Pseudoaneurisma femoral.

2. Cirugía de emergencia debido a:
   a. Perforación coronaria (muy raro).
   b. Regurgitación mitral severa.
   c. Taponamiento cardiaco (1%).

3. Infarto del miocardio extenso debido a:
   a. Disección coronaria (2%).
   b. Fuga del alcohol (poco común).

4. Bloqueos cardíacos:
   a. Primer grado (50%).
   b. Bloqueo de rama derecha (50%).
   c. Bloqueo cardíaco completo transitoria (50%).
   d. Bloqueo cardíaco completo permanente (10%).

5. Arritmias ventriculares (tempranas o tardía, después de la ablación), que incluyen taquicardia ventricular y fibrilación ventricular (2%).

6. Mortalidad (2% a los 30 días y 8% a 5 años) debido a:
    a. Falla del ventrículo izquierdo.
    b. Taponamiento cardíaco.
    c. Disección coronaria.
    d. Fibrilación ventricular.
    e. Embolia pulmonar.

Miectomía quirúrgica

Rara vez, las siguientes complicaciones pueden ocurrir:
1. Bloqueo cardiaco completo (2%).
2. DSV (<1%).
3. Lesión de la válvula mitral o aortica (<1%).
4. Arritmia ventricular (0.2% por año).

Referencias:

1. Alam M. et al. Alcohol Septal Ablation for HOCM, A Systemic Review of Published Studies. *J. interv. cardiol.* 2006; 19:319.
2. Welge D. et al. Long-termF ollow-up after Percutaneous Septal Ablation in HOCM. *Dtsch. Med.* wochenschr. 2008; 133; 1949-54
3. Rigoploulos A.G. et al. A Decade of Percutaneous Septal Ablation in Hypertrophic Cardiomyopathy. *Circ J.*2010; 75:2837
4. Gersh B.J. et al. 2011 ACCF/AHA Guidelines for the Diagnosis and Treatment of HOCM. *JACC.* 2011; 13; 124:2761-96
5. Percutaneous Interventional Cardiovascular Medicine. (PCR-EAPCI) Textbook. Frederic Doncieux 2012.

Angioplastía coronaria transluminal percutánea (ACTP)

Recomendaciones para la revascularización en pacientes con enfermedad de la arteria coronaria estable:

(puntos a recordar)

1. Pacientes en los cuales la terapia medica máxima no mejoró los síntomas.
2. Pacientes que son intolerantes a la terapia médica.
3. Pacientes con riesgo intermedio o moderado en pruebas no invasivas, independientemente de la severidad de la angina.
4. En los pacientes con angina estable que no interfiere con la calidad de vida, y cuando no hay indicios de prolongación de la vida (como la colocación de stents LMS), se debe intentar la terapia médica inicial, en lugar de revascularización inmediata.
5. Después de un periodo de terapia médica, podría considerarse el ICP, si el paciente prefiere evitar la posibilidad futura de revascularización urgente.

Indicaciones para la ACTP en pacientes con enfermedad de arteria coronaria estable:

1. Enfermedad en uno o dos vasos sin DAI proximal (Tipo I C)
2. Enfermedad en uno o dos vasos con DAI proximal (Tipo I A)
3. Enfermedad en dos vasos con DAI proximal (Tipo I C)
4. Enfermedad principalmente izquierda con una calificación de SYNTAX ≤ 22 (Tipo I B)

5. Enfermedad principalmente izquierda con una calificación de SYNTAX 23-32 (Tipo II a, B)
6. Enfermedad principalmente izquierda con una calificación de SYNTAX > 32 (Tipo III B)
7. Enfermedad de tres vasos con una calificación de SYNTAX ≤ 22 (Tipo I B)
8. Enfermedad de tres vasos con una calificación de SYNTAX 23-32 (Tipo III B)

ACTP en pacientes con NSTEMI:

1. Angiografía coronaria urgente (<2 horas) en pacientes con un riesgo muy alto de isquemia (Tipo I C):
   a. Angina refractaria
   b. Falla cardiaca.
   c. Choque cardiogénico.
   d. Arritmias refractarias.
   e. Inestabilidad hemodinámica.
2. Angiograma temprano (<24 horas) en pacientes con al menos un criterio de alto riesgo primario (Tipo I A)
3. Angiograma a (< 72 horas) en pacientes con una condición de alto riesgo (Tipo I A)
4. La documentación no invasiva de isquemia se recomienda en pacientes de bajo riesgo sin isquemia recurrente (Tipo I A).

NSTEMI: (criterios de alto riesgo)

- **Criterios primarios:**
  o Aumento relevante o caída de las troponinas.
  o Cambios dinámicos en las ondas ST-T.
  o Calificación de GRACE >140.

- **Criterios secundarios:**
  o Diabetes mellitus.
  o Insuficiencia renal.
  o Fracción de eyección <40%.
  o ICP reciente.
  o CRVC reciente,
  o Calificación de GRACE intermedia.

ACTP en STEMI

1. Se recomienda la ACTP primaria en lugar de la fibrinólisis si se realiza en el tiempo adecuado, dentro de 12 horas desde el comienzo de los síntomas (Tipo I A).
2. La ACTP primaria está indicada después de 12 horas del comienzo de los síntomas de dolor de pecho, si hay isquemia, arritmias o dolor de pecho y el ECG muestra cambios de tartamudeo (Tipo I C).
3. La ACTP primaria está indicada en pacientes con falla renal agua o choque cardiogénico, independientemente del tiempo que haya pasado desde que comenzaron los síntomas (Tipo I B).
4. La ACTP primaria debe ser considerada en pacientes con presentación tardía (12-48 horas después de la presentación de los síntomas (Tipo II a, B).

Revascularización en pacientes con STEMI (después de la fibrinólisis):

1. La angiografía coronaria se recomienda dentro de un período de 24 horas después de la fibrinólisis exitosa (Tipo I A).
2. La angiografía de emergencia se indica en casos choque cardiogénico o insuficiencia cardíaca severa después de la fibrinólisis (Tipo I B).

3. La ACTP de rescate de emergencia está indicada cuando la fibrinólisis ha <u>fallado</u> a los 60 minutos (<50% de resolución de ST o dolor persistente en el pecho) (Tipo I A).
4. La ACTP de emergencia está indicada en casos de isquemia recurrente, inestabilidad hemodinámica y arritmias ventriculares amenazantes después de que la <u>fibrinólisis inicial con éxito</u> (Tipo I A).
5. El momento óptimo de la angiografía para los pacientes estables después de la fibrinólisis con éxito es de 3-24 horas (Tipo II a, A).

ACTP en pacientes con enfermedad renal crónica:

1. La CRVC debe considerarse en lugar de la ACTP en pacientes con enfermedad coronaria de múltiples vasos, con in riesgo quirúrgico aceptable (Tipo II a, b).
2. En los pacientes con riesgo quirúrgico alto, la ACTP debe ser considerada (Tipo II a, b).

ACTP en pacientes con diabetes:

1. En pacientes con STEMI, la ACTP primaria se recomienda en lugar de la fibrinólisis (Tipo I A).
2. En los pacientes con STEMI, una estrategia invasiva precoz se recomienda más que la estrategia no invasiva (Tipo I A).
3. En pacientes con enfermedad coronaria de múltiples vasos estable, la CRVC se recomienda más que la ACTP (Tipo I A).
4. En pacientes con enfermedad coronaria de múltiples vasos estable y una calificación de SYNTAX $\leq$ 22, la ACTP se debe considerar como un alternativa a al CRVC (Tipo II a, b).

Complicaciones de la angioplastia coronaria:

1. Complicaciones durante el accceso vascular (1%).
2. Hemorragia retroperitoneal (0.2%)

3. Insuficiencia renal (0.3%).
4. Trombosis del Stent (12%).
5. Cirugía de emergencia (0.2%).
6. Infarto del miocardio (0.2%).
7. Perforación cardiaca (0.3%).
8. Accidente cerebrovascular (0.3%).
9. Muerte en el laboratorio de cateterización (0.05%).

Complicaciones locales durante el acceso femoral:

1. Disección de la arteria femoral.
2. Fístula AV femoral.
3. Pseudoaneurisma.
4. Hematoma.
5. Hemorragia retroperitoneal.
6. Trombosis de la arteria femoral.
7. Infección.

Complicaciones locales durante el acceso transradial:

1. Disección radial.
2. Vasoespasmo radial.
3. Perforación radial con hematoma.
4. Pseudoaneurisma.
5. Síndrome compartimental.
6. Cambio de tasa de acceso femoral es del 5%.
7. La oclusión radial 5%.
8. El cirujano no puede utilizar la arteria radial para el futuro de injerto.

Indicaciones para la cirugía de ACTP de emergencia:

1. Disección aortica.
2. Perforación coronaria con taponamiento.

3. Una amplia disección coronaria.
4. Fractura del alambre de guía.
5. Inestabilidad hemodinámica.

Reglas de oro para evitar las complicaciones:

1. Conozca sus propias limitaciones.
2. Selección adecuada del paciente y de la lesión.
3. Evitar el reflejo óculo estenótico.
4. La selección del equipo adecuado.
5. Mantenga los procedimientos tan simples como sea posible.
6. Saber cuándo parar, y pedir ayuda si es necesario.
7. Mantener los más altos niveles de concentración.
8. Aprender de sus propios errores y de los errores de otros.

Referencias:

1. Klein L.W., Coronary Complications of Percutaneous Coronary Intervention. *Catheter. Cardiovasc Interven.*2005; 64-395401.
2. Silber S. et al. Guidelines for Percutaneous Coronary Interventions. *Eur. E.J.*2005; 26:80447
3. Percutaneous Interventional Cardiovascular Medicine (The PCR-EAPCI Libro de texto). Frederic Doncieux, Veronique Deltort, Paul Cummins, 2012.
4. Windecker S. 2014ESC/EACTS Guidelines on Myocardial Revascularisation. E*uropean Heart Journal. Online,* 30 August 2014.

Valvuloplastia mitral con catéter balón (VMB)

Indicaciones:

EM Severa (AVM <1.5 cm²)

1. Pacientes sintomáticos con morfología valvular favorable en ausencia de trombos en la aurícula izquierda o RM moderada-grave. (Tipo IA)
2. Pacientes sintomáticos con patología de la válvula subóptima, y cualquiera de las contraindicaciones a, o de alto riesgo para la cirugía. (Tipo IIb C)
3. Pacientes sintomáticos con anatomía desfavorable, pero con características clínicas favorables. (Tipo IIa C)
4. Pacientes asintomáticos con morfología favorable y EM muy severa (AVM < 1 cm²). (Tipp IIa C)
5. Pacientes asintomáticos con EM severa <1.5cm² y que cumplan con una de las siguientes condiciones:
   a. Historia previa de embolia.
   b. Ecocontraste denso espontáneo en la aurícula izquierda.
   c. Fibrilación auricular paroxística.
   d. Hipertensión pulmonar. (> 50 mmHg)
   e. Pacientes que necesitan cirugía mayor no cardíaca.
   f. Deseo de quedar embarazada.

Características clínicas desfavorables:

1. Vejez.
2. Historia de comisurotomía mitral cerrada.
3. Fibrilación auricular.
4. Hipertensión arterial pulmonar severa.

Características anatómicas desfavorables:

Puntuación Wilkins > 8.

Contraindicaciones:

1. Trombos móviles frescos en la aurícula izquierda. (absoluto)
2. Regurgitación mitral. (más que leve)
3. Calcificaciones bicomisurales graves.
4. Estenosis mitral sin fusión de comisuras. (absoluto)
5. Asociación con enfermedad de la válvula aórtica severa o enfermedad de las arterias coronarias. (relativo)
6. Area de la válvula mitral de> 1.5 cm^2.

Experiencia del autor:

La valvuloplastia mitral con catéter balón se puede llevar a cabo en las siguientes situaciones:

1. Trombo mural organizado en el atrio izquierdo.
2. Trombo intracavitario, interno, no móvil en la auricula izquierda.
3. Calcificación bicomisural.
4. Asociación con estenosis aórtica reumática de la válvula tricúspide no calcificada o estenosis de la válvula tricúspide, donde se pueden realizar la dilatación de las válvulas mitral, aórtica y tricúspide.

Complicaciones:

1. Embolia (0,55%) debida a:
   a. Trombo en el atrio izquierdo.
   b. Trombos en el catéter.
   c. Fuga de aire desde el catéter de balón.
   d. Calcio.

2. Hemopericardio (0.5 - 8%) debido a:
   a. La aguja transeptal.
   b. Cables de guía.
   c. Los catetes de balón. (los catéteres de balón de Inoue tiene menos complicaciones)

3. Regurgitación mitral severa (2% - 12%) debida a:
   a. Desgarres
   b. Ruptura de las cuerdas
   c. Ruptura del músculo papilar
   d. Exceso de división comisural

4. Cortocircuito interauricular. (1.090%) En la experiencia del autor:
   a. Por lo general pequeños, y no tienen consecuencias.
   b. Menor con el catéter de balón Inoue.
   c. Por lo general se cierran espontáneamente dentro de pocos meses.
   d. En muy raras ocasiones, se requiere el cierre quirúrgico.

5. Arritmias.
   a. Fibrilación auricular. (raro)
   b. Bloqueo cardíaco completo transitorio. (<1%)
   c. Endocarditis bacteriana. (muy raro)

6. Mortalidad (0% - 3%) debida a:
   a. Hemopericardio masivo
   b. Comorbilidades del paciente.

Referencias:

1. Inoue K. et al. Clinical Application of Transvenous Mitral Comissurotomy by a New Balloon *Catheter. J. thorac cardiovasc surg.* 1984; 87:394-402.

2. Gharbo H, Vijay V., Endrys J., Kiwan Y. Incidence of ASD Following Percutaneous Mitral Balloon Valvuloplasty (abstract). The 1st Pan-Arab Congress of Cardiology and the 17th Annual Meeting of the Egyptian Society of *Cardiology.* Cairo, Egypt, Feb. 1990.

3. Kiwan Y. et al. Combined Percutaneous Aortic and Mitral Balloon Valvuloplasty in Patients with Severe Rrheumatic Aortic and Mitral Stenosis. *Journal of Saudi Heart Association*, vol 3, No.2. 1991.

4. Iung B. et al. Usefulness of Percutaneous Balloon Comissurotomy for Mitral Stenosis During Pregnancy. *Am. J. cardiol.* 1994; 73:398-400.

5. Vahanian A. et al. Percutaneous Transvenous Mitral Commissurotomy Using Inoue Balloon: *cathet. cardiovasc Diagn.* 1994; 2:8-15.

6. Kiwan Y.et al., Mitral Balloon Valvuloplasty by Inoue Technique without Echocardiographic Standby. *Annals of Saudi medicine.* 1994, 14(5): 375-378.

7. Kiwan Y. et al. Mitral Balloon Valvuloplasty: New Emerging Indications. *Saudi Heart Journal.* Vol 7. No. 1, 73-82. August 1995.

8. Complications and Mortality of Percutaneous Balloon Mitral Commissurotomy. *Am. J. Cardiol.* 2002; 90:1170-73.

9. Gamra H. et al. Balloon Mitral Commissurotomy in Juvenile Rheumatic Mitral Stenosis. A ten-year clinical and Echocardiographic Actuarial Results. *Eur. Heart J.* 2003; 24:1134956.

10. ESC 2012, Guidelines on the Management of Valvular Heart Disease. Vahanian A. et al. *European Heart Journal.* Online: 25 August 2012.

11. ACC/AHA 2014 Guidelines for the Management of Valvular Heart Disease. Nishimura R. A. et al. Circulation. 2014, 129.

Valvuloplastia pulmonar con catéter balón (VPB)

Indicaciones: (la valvuloplastia con catéter de balón es el tratamiento de elección)

1. Si el gradiente pico transvalvular ecocardiográfico es > 64 mmHg. Independientemente de los síntomas. (Gradiente invasivo > 40 mmHg) (Tipo I C)
2. La valvuloplastia debe ser considerada cuando el gradiente es < 64 mmHg (Tipo IIa C) en presencia de:
   a. Síntomas relacionados con la estenosis pulmonar valvular, o
   b. Alteración en la función del ventrículo derecho
   c. Arritmias, o
   d. Cortocircuito de derecha a izquierda a través del de DSA o DSV.

Complicaciones:

Complicaciones mayores:
1. Ruptura del tracto de salida del ventrículo que conduce a un taponamiento cardíaco.
2. Lesión de la válvula tricúspide con el resultado de regurgitación significativa.
3. Insuficiencia pulmonar moderada o severa.

Complicaciones menores:
1. Arritmias transitorias.
2. Trombosis de la vena femoral.
3. Obstrucción infundibular dinámica que resulta en hipotensión.

Referencias:

1. Nugent E.W. et al. Clinical Course in Pulmonary Stenosis. *Circulation.* 1977; 56:138-47.
2. Fawzy M.E. et al. Late Results of Pulmonary Balloon Valvuloplasty in Adults Using Double Balloon Technique. *J. intervent cardiol.* 1988; 1:3542.
3. Mendelson A.M. et al. Predictors of Successful Pulmonary Balloon Valvuloplasty: 10 year experience. *Cathet. Cardiovasc Diagn.* 1996; 39:236.
4. Baumgartner H. et al. 2010 ESC Guidelines for the Management of Grown-up Congenital Heart Disease. *Eur. Heart J.* 2010.

Valvuloplastia aortica con catéter balón (VAB)

Indicaciones:

1. Los adolescentes y adultos jóvenes seleccionados con valvuloplastia con globo de válvula no calcificada pueden ser considerados.
2. En casos de estenosis aórtica calcificada: podría considerarse como un puente para la cirugía o TAVI. (Tipo IIb C)
3. Como un procedimiento de rutina antes de la ITVA.

Complicaciones:

1. Vascular. (4 - 12%).
2. Accidente cerebro vascular. (13%)
3. Ruptura anular. (0.3%)
4. Taponamiento cardíaco.
5. Regurgitación aórtica severa. (12%)
6. Mortalidad. (410%)

Referencias:

1. Cribrier A. et al. Percutaneous Transluminal Valvuloplasty of Acquired Aortic Stenosis in Elderly Patients: An Alternative to Valve Replacement? Lancet. 1986; 63-7.
2. Letac B. et al. Results of Percutenous Transluminal Valvuloplasty in 218 Patients with Valvular Aortic Stenosis. *Am. J. Cardiol.* 1988; 598605
3. NHLBI Balloon Valvuloplasty Registry. *Circulation.* 1991; 84:238397.

4. Kiwan Y. et al. Combined Percutaneous Aortic and Mitral Balloon Valvuloplasty in Patients with Severe Rheumatic Aortic and Mitral Stenosis. *Journal of Saudi Heart Association.* Vol 3, No.2. 1991.

5. Baumgartner H. et al. 2010 ESC Guidelines for the Management of Grownup Congenital Heart Disease. *Eur. Heart J.* 2010.

6. ACC/AHA 2014 Guidelines for the Management of Valvular Heart Disease. Nishimura R.A. et al. *Circulation.* 2014; 129.

Implantación transcatéter de válvula aórtica (ITVA)

Severidad de estenosis aórtica (por ecocardiografía)

EA grave

1. Velocidad aórtica ≥ 4 m / s.
2. Gradiente aórtico medio ≥ 40 mm Hg.
3. Gradiente aórtico pico ≥ 60 mmHg.
4. AVA ≤ 1.0 cm².

EA muy severa

1. Velocidad ≥ 5 m / s.
2. Gradiente medio ≥ 50 mmHg
3. Gradiente pico> 100 mmHg.

Síntomas de la EA

1. Disnea de esfuerzo.
2. Disminución de la tolerancia al ejercicio.
3. Angina de esfuerzo.
4. Presíncope o síncope.

Resumen de las recomendaciones de RVA (abordaje quirúrgico o por transcateter percutáneo)

1. Estenosis aórtica severa sintomática. (Tipo I B)
2. Estenosis aórtica severa a sintomática y FEVI ≤ 50%. (Tipo I B)
3. Paciente sintomático con flujo bajo o EA severa de gradiente bajo con FEVI reducida (< 50%) y el AVA < 1.0cm² y velocidad < 4 m / s y el gradiente medio < 40 mmHg, con aumento de la velocidad y gradiente (> 4 m / s, y 40 mmHg) durante la prueba de dobutamina. (Tipo IIa B)
4. EA muy grave (asintomáticos) y un bajo riesgo quirúrgico. (Tipo IIA B)
5. EA asintomática severa con una menor tolerancia al ejercicio durante la prueba de esfuerzo. (Tipo IIa B)

Indicaciones:

1. El ITVA se recomienda en pacientes que cumplan con las indicaciones de la RVA y que estén teniendo riesgos prohibitivos para el RVA quirúrgico y con supervivencia proyectada de más de 12 meses. (Tipo IB)
2. El ITVA es una alternativa razonable a la RVA quirúrgico en pacientes que cumplen con las indicaciones de la RVA y que tienen alto riesgo quirúrgico para el RVA quirúrgico. (Tipo IIa B)
3. La dilatación aortica percutánea con catéter de balón puede ser considerada como puente para el RVA quirúrgico o la ITVA. (Tipo IIb C)
4. La ITVA no se recomienda para pacientes que tienen comorbilidades que harían que el beneficio esperado de la corrección de la estenosis aórtica ser redundante. (Tipo III) (sin beneficio)

Riesgos prohibitivos

1. Riesgo de cirugía predicho, o de muerte o morbilidad grave de > 50% a 1 año, o
2. > 3 compromisos importantes de sistemas de órganos, o
3. Impedimentos de procedimiento específicos grave.

Alto riesgo

1. Estimación de riesgo STS > 8%, o
2. Fragilidad moderada a severa, o
3. Compromiso mayor de 2 sistemas de órganos, o
4. Posibles alteraciones de procedimiento específicas.

Compromiso mayor de sistema de órganos:

1. Disfunción ventricular izquierda severa.
2. Hipertensión pulmonar fija.
3. Estadio ERC de 3 o más.
4. Disfunción pulmonar.
5. Disfunción gastrointestinal y hepática.
6. Cáncer.

Impedimentos de procedimientos específicos

1. Presencia de traqueotomía.
2. Aorta ascendente muy calcificada.
3. Malformación del pecho.
4. Daño por radiación.

Contraindicaciones:

1. Regurgitación mitral orgánica severa.
2. Válvula aórtica bicúspide.

3. Aneurisma de aorta ascendente.
4. Trombo ventricular izquierdo.
5. Enfermedad coronaria severa no susceptible a la angioplastia.

Complicaciones:

Complicaciones cardiacas:

1. Oclusión coronaria ostial e infarto del miocardio (1%)

2. Regurgitación aórtica. (Común, valvular y paravalvular)
   a. La leve es muy común. (70%)
   b. De moderada a severa. (11%)
   Causas de la RA:
   a. Válvula de tamaño insuficiente.
   b. La mala posición de la válvula.
   c. La mala aposición de la válvula.
   d. La calcificación aórtica severa.
   e. Diámetro del anillo grande.

3. Alteración de la conducción.
   a. BRI. (30% - 60%)
   b. Bloqueo cardiaco de segundo grado.
   c. Bloqueo cardiaco de tercer grado (4 - 21%) dependiendo del tipo de válvula.
   d. Marcapasos necesario en (14%)

4. Arritmias cardiacas:
   a. Fibrilación atrial. (6%)
   b. Taquicardia ventricular y fibrilación. (4% - 21%)

5. Perforación cardiaca con taponamiento cardiaco. (3% 4%)

6. Ruptura de de la raíz aórtica. (<1%)

7. Disfunción de prótesis valvular que lleva a cualquiera tipo de estenosis valvular, regurgitación valvular o una combinación de ambos.

8. Embolización valvular (muy raro), ya sea durante o después del procedimiento.

9. Trombosis valvular. (muy raro)

10. Endocarditis. (raro)

11. Lesiones de la válvula mitral. (muy raro)

12. Mortalidad por todas las causas (7%)

Complicaciones no cardíacas:

1. Accidente cerebrovascular. (7%)
   (Sin embargo, los infartos cerebrales silentes en la RM se observan en el 70% de los pacientes).
2. Lesión en el acceso vascular. (230%)
3. Disección.
4. Ruptura.
5. Trombosis.
6. Fístula AV.
7. Pseudoaneurismas.
8. Insuficiencia renal aguda (5%)

Referencias:

1. Webb JG. et al. TAVI: Impact on Clinical and Valve-Related Outcomes. *Circulation.* 2009; 119:300916
2. Leon M.B. et al. Transcatheter Aortic Valve Implantation for Aortic Stenosis in Patients Who Cannot Undergo Surgery. *N. Eng. J. Med.* 2010; 363:1597607
3. Rodes-cabau J. et al. Transcatheter Aortic Valve Implantation for the Treatment of Severe Aortic Stenosis in Patients with Very High or Prohibitive Surgical Risk. *J. Am. Coll. Cardiol.* 2010; 55:108090
4. ACC/AHA 2014 Guidelines for the Management of Valvular Heart Disease. Nishimura R.A. et al. *Circulation.* 2014; 129.

Intervenciones transcutáneas de la válvula mitral (RTVM)

Hay dos tipos de intervenciones:

1. Reparación transcutánea de la válvula mitral (RTVM)
2. Reemplazo transcutáneo de la válvula mitral, un procedimiento mediante el cual la válvula se inserta de cualquiera de las siguientes maneras:
   a. La vía transapical ventricular izquierda, o
   b. A través de la vía transeptal.

(Se ha reportado que treinta pacientes han recibido implante de dos válvulas mitrales dedicadas con éxito)

Tipos de reparación de la válvula mitral transcutánea:

1. Anuloplastia mitral indirecta, que es la colocación de un anillo de anuloplastia mitral para reducir la circunferencia anular de la válvula mitral, colocando el dispositivo, a través del seno coronario, en el anillo mitral.
   a. Es el abordaje más simple y menos invasivo.
   b. Sus principales limitaciones son la relación indirecta con el seno coronario al anillo mitral y el riesgo potencial de la compresión de la arteria coronaria.
   c. Los resultados clínicos realizados han demostrado la reducción de RM, y los beneficios clínicos.
   d. Los ensayos adicionales con el dispositivo están en curso.

2. La anuloplastia mitral directa con el anillo Mitralign®.

   Usando la ruta directa de acceso al ventrículo izquierdo a través de la aorta, el dispositivo se implanta directamente en el espacio subanular y el dispositivo se ancla al anillo mitral con dos pares de cables. Los ensayos clínicos están en curso.

3. Reparación percutánea del prospecto mitral con dispositivo MitraClip®.

El clip está cubierto con Dacrón y se acoplará con el anterior y posterior de los prospectos de la válvula mitral para mantener la coaptación.

    a) La mejoría clínica del paciente es comparable con la cirugía mitral convencional.

    b) La reducción de la puntuación de RM no es tan buena como en la cirugía.

    c) más segura que la cirugía.

Reparación transcutánea de la válvula mitral (RTVM)

Indicaciones:

1. La reparación transcatéter de la válvula mitral puede ser considerada en pacientes severamente sintomáticos con RM primaria grave crónica, que tengan una anatomía favorable para el procedimiento de reparación, una esperanza de vida razonable, y que tengan un riesgo quirúrgico prohibitivo debido a comorbilidades graves. (Tipo IIa B)

2. Los estudios observacionales sugieren que la RTVM usando de clip mitral puede reducir la regurgitación mitral y mejorar los síntomas en pacientes con RM secundaria (funcional).

Contraindicaciones:

1. Enfermedad reumática de la válvula mitral.

2. Endocarditis de la válvula mitral activa.
3. Trombo intracardiaco.

Criterios ecocardiográficos para la RTVM

1. Calcificación mínima en el área de agarre del prospecto mitral.
2. Área de la válvula mitral por planimetría > 4 cm².
3. Jet de la RM es > 6 cm² o > 30% del área de la atrio izquierdo.

Complicaciones: (en total 17%)

1. Sangrado en el sitio de acceso. (13%)
2. Embolización del clip. (muy raro)
3. Despegue parcial del clip. (3%)
4. Estenosis mitral. (0.8%)
5. Endocarditis infecciosa. (muy raro)

Referencias:

1. Franzen O. et al. Acute Outcomes of Mitral clip Therapy for Mitral Regurgitation in High-surgical-risk Patients: Emphasis on Adverse Valve Morphology and Severe L.V dysfunction. *Eur. Heart J.* 2010; 31:1373-81
2. Feldman T. et al. (EVEREST II trial). Percutaneous Repair or Surgery for Mitral Regurgitation. *N. Eng. J.* Med.2011; 364:1395406
3. Pleger S.T. et al. Acute Safety and 30-day Outcome After Percutaneous Edge-toEdge Repair of Mitral Regurgitation in Very High-risk Patients. *Am. J. Cardiol.* 2011; 108:147882
4. Feldman T. et al. Percutaneous Approach to Valve Repair for Mitral Regurgitation. *JACC* 2014; 63:2057
5. ACC/AHA 2014 Guidelines for the Management of Valvular Heart Disease. Nishimura R.A. et al. *Circulation.*2014, 129

Cierre percutáneo de las fugas periprotésica (CPFP)

Puntos a recodar:

FPV:

1. Puede ser asintomática.
2. Puede provocar una sobrecarga de volumen con síntomas de insuficiencia cardíaca.
3. Puede causar hemólisis severa como resultado de la gran tensión en los eritrocitos que pasan a través de la fuga.
4. Es una complicación común de la sustitución de la válvula. (15% de RVM, 10% de RVA)
5. La reparación quirúrgica se considera el tratamiento de elección.
6. El CPFP es una alternativa atractiva a la cirugía, especialmente en pacientes considerados de alto riesgo para la cirugía.
7. Algunos resultados mostraron superioridad sobre la reparación quirúrgica con una menor tasa de complicaciones.
8. Los siguientes tres enfoques están disponibles:
    a. Punción transeptal.
    b. Transaórtico retrógrada.
    c. Punción ventricular izquierda transapical directa
9. El ECGT tridimensional proporciona una evaluación precisa de la ubicación y las dimensiones de la fuga antes, durante y después del procedimiento.
10. Las directrices actuales de la ACC/AHA recomiendan la reparación percutánea de la regurgitación periprotésica como una alternativa

razonable en pacientes con una válvula protésica de corazón que tengan: (Tipo lla B)

a. hemólisis intratable
b. insuficiencia cardíaca grave,
c. se consideren de alto riesgo para la cirugía,
d. características anatómicas y sean aptas para la terapia con cateterismo,
e. el procedimiento que se realiza en los centros con experiencia en el procedimiento.

Resultados clínicos:

1. La tasa de éxito del procedimiento variable (de 65-90%), dependiendo de la localización anatómica de la fuga.
2. Es posible que la hemólisis no se resuelva, y puede continuar hasta que el dispositivo se endotelice, después de unos meses.
3. Los síntomas de la insuficiencia cardíaca, por lo general, mejoran después de unas pocas semanas.
4. Podría ser necesario un segundo procedimiento para una fuga periprotésica residual con hemólisis.

Causas de fracaso del procedimiento:

1. Interferencia del dispositivo con la función de la válvula protésica.
2. Inestabilidad del dispositivo con el riesgo de embolización del dispositivo.
3. La imposibilidad de cruzar el defecto paravalvular con el alambre guía o con la funda de suministro.

Contraindicaciones:

1. Trombos intracardiacos.
2. Regurgitación transvalvular grave.

Complicaciones:

<u>a) En el lugar de acceso local:</u>
1. Sangrado.
2. Disección del vaso.
3. Pseudoaneurisma.
4. Fístula AV.

<u>b) Complicaciones de la punción transeptal:</u>
1. Taponamiento pericárdico.
2. Anormalidades de conducción.

<u>c) Complicaciones relacionadas al dispositivo:</u>
1. Embolización del dispositivo.
2. Erosión causada por el dispositivo.
3. Interferencia del dispositivo con la válvula protésica.
4. Oclusión coronaria ostial por el dispositivo.

<u>d) Otras:</u>
1. Accidente cerebrovascular.
2. Endocarditis.
3. Desarrollo de hemólisis nueva.
4. Mortalidad (4.6% - 20%) dependiendo de la duración del seguimiento.

Referencias:

1. De Almeida Branduo C.M. et al; Multivariate Analysis of Risk Factors for Hospital Mortality in Valvular Reoperations for Prosthetic Valve Dysfunction. *Eur. J. Cardiothorac surg.* 2002; 22:9226.

2. Hein et al; Catheter Closure of Paravalvular Leak. *Eurointervention.* 2006; 2:318-25

3. Exposito V. et al; Repeat Mitral Valve Replacement: 30-year Experience. Rev. Esp. *Cardiol.* 2009; 62; 929-32

4. Sorajja P.et al; Percutaneous Repair of Paravalvular Prosthetic Regurgitation. *Circcardiovasc Interv.* 2011; 4:31421

5. Ruiz C.E. et al; Clinical Outcomes in Patients Undergoing Percutaneous Closure of Periprosthetic Paravalvular Leak. J. Am. Coll. Cardiol. 2011; 58:2210-17

6. Jelnin V. et al; Clinical Experience with Percutaneous Left Ventricular Transapical Access for Interventions in Structural Heart Defects; a Safe Access and Secure Exit. *JACC cardiovasc interv.* 2011:4; 868-74

7. Nishimura R.A. et alACC/AHA 2014, Guidelines for the Management of Valvular Heart Disease. *Circulation.*2014; 129

Cierre percutáneo del defecto septal atrial (CPDAS)

Tipos de defectos del tabique atrial (DSA):

1. DSA secundum. (80%)
2. Primum DSA. (15%)
3. Defecto del seno venoso superior. (5%)
4. Defecto del seno venoso inferior. (1%)
5. Defecto del seno coronario. (1%)

Puntos para recordar:

1. La presencia de un DSA significativo, generalmente garantiza intervención independientemente de los síntomas.
2. El cierre del DSA conduce a la regresión de los síntomas, el tamaño de VD, y la presión pulmonar.
3. La tasa de éxito de cierre es de 96%.
4. Baja tasa de complicaciones de <0.5%.
5. 80% de los DSA secundum son susceptibles al cierre percutáneo.
6. Los DSA mayores de 38 mm son mejor tratados con cirugía.
7. 5% de los DSA secundum pueden requerir múltiples dispositivos.
8. El cierre con catéter tiene una tasa de éxito comparable, pero las tasas de mortalidad son más bajas y es menos costoso que la cirugía.
9. La terapia antiplaquetaria dual debe continuar durante 6 meses después del cierre del dispositivo.
10. La profilaxis de la endocarditis se recomienda por una duración de seis meses después del cierre del dispositivo.

Indicaciones para el cierre percutáneo

1. Pacientes con derivación significativa (Qp / Qs> 1.5 / 1) y resistencia vascular pulmonar <5 unidades de wood y con signos de sobrecarga de volumen VD, deben ser sometidos al cierre del DSA, independientemente de los síntomas. (Tipo IB)
2. El cierre con dispositivo es el método de elección cuando sea aplicable. (Tipo IC)
3. Todos los DSA deben ser considerados para la intervención en caso de sospecha de embolización paradójica, independientemente de su tamaño. (Tipo IIa C)
4. El cierre debe evitarse en pacientes con síndrome de Eisenmenger. (Tipo III)

El cierre quirúrgico está indicado en los siguientes casos:

1. DSA grande (> 38 mm de diámetro)
2. Bordes ausentes en más de 2 zonas.
3. El dispositivo es demasiado grande para caber en los atrios.
4. Casos de seno venoso y defectos del seno coronario.
5. Presencia de drenaje venoso pulmonar anómalo asociado.

Complicaciones:

En general, las complicaciones son pocas. (1%)
1. Aire o embolización de coágulos.
2. Embolización del dispositivo, al corazón derecho e izquierdo. (temprano y tardío)
3. Trombos en el dispositivo, con el riesgo de accidente cerebrovascular.
4. Perforación cardiaca, temprana y tardía, debido a la erosión de la pared atrial o la aorta. (0.07%)
5. Insuficiencia aórtica,

6. Insuficiencia mitral,
7. Trombosis venosa pulmonar,
8. Endocarditis. (muy raro)

Referencias:

1. Roos-hesselink J.W. et al. Excellent Survival and Low Incidence of Arrhythmias, Stroke and Heart Failure; long- term after- surgical ASD Closure at Young Age. A Prospective Follow- up, A Study of 21-23 Years. *Eur. Heart J.* 2003; 24:1907

2. Webb G. et al. Atrial Septal Defect in the Adult: Recent Progress and Overview. *Circulation.* 2006; 114:1645-53

3. Baumgartner H. et al. E.S.C.Guidelines for the Management of Grown-up Congenital Heart Disease. *Eur. Heart J.* 2010; 31:2915-57

4. Majunk N. et al. Closure of ASD with AMPLATZER® Septal Occluder in Adults. *Am. J. Cardiol.* 2009; 103:550-4

5. Humenberger M. et al., Benefit of Atrial Septal Defect Closure in Adults: Impact of Age. *Eur. Heart J.* 2011; 32:553-60

Cierre percutáneo del foramen oval persistente (CPFOP)

Puntos para recordar:

1. Hay muchos informes de casos de grandes trombos que se sientan en el FOP, y fueron detectados mediante ecocardiografía

2. La presencia de FOP con o sin aneurisma del septo es de importancia incierta en el desarrollo de un primer o recurrente accidente cerebrovascular.

3. Es posible que el cierre del FOP logre lo siguiente:

   a. Reducir el riesgo de accidente cerebrovascular isquémico criptogénico recurrente.

   b. Reducir los ataques de migrañas.

   c. Reducir hasta cierto punto la enfermedad por descompresión en buzos.

   d. Reducir la recurrencia de embolización sistémica.

4. Un metaanálisis de siete grandes ensayos aleatorios, incluyendo CLOSURE I, PC y RESPECT, mostró que el cierre del FOP no ofrece un beneficio significativo sobre el tratamiento médico, en la prevención del accidente cerebrovascular isquémico recurrente.

5. Varios registros nacionales (no aleatorio) han demostrado un beneficio significativo del dispositivo de cierre de FOP sobre el tratamiento médico para la prevención de la recurrencia de accidente cerebrovascular.

6. Ensayos aleatorios adicionales siguen siendo necesarios para decidir si el cierre del FOP es superior a la terapia médica.

7. Las directrices de la AHA/ASA del 2014 para la prevención de los accidentes cerebrovasculares, llegan a la conclusión de que los datos

disponibles no demuestran que el cierre del FOP orezca un beneficio a pacientes con accidentes cerebrovasculares criptogénicos, no es compatible con un beneficio de cierre del FOP en pacientes con ictus criptogénico sin evidencia de trombosis venosa profunda (TVP). Si la TVP está presente, entonces el cierre del FOP puede ser considerado. (Tipo IIb C)

Manifestaciones clínicas del FOP:

a) La mayoría de los pacientes con FOP permanecen asintomáticos.

b) Las manifestaciones y asociaciones potenciales incluyen:

   i.   Accidente cerebrovascular criptogénicos

   ii.   Embolización sistémica.

   iii.   Migraña y dolores de cabeza vasculares.

   iv.   Enfermedad de descompresión.

   v.   Embolia gaseosa.

   vi.   Platipnea - síndrome de ortodesoxia. (dispnea y desaturación en posición vertical)

Referencias:

1. Torti S.R. et al. Risk of Decompression Illness Among 230 Divers in Relation to the Presence and Size of Patent Foramen Ovale. *Eur. Heart J.* 2004; 25:1014-20

2. Alleman Y. et al. Patent Foramen Ovale and High Altitude Pulmonary Edema, *J. AM.A* 2006; 296:2954-8

3. Whorle J. et al. Closure of Patent Foramen Ovale after Cryptogenic Stroke. *Lancet.* 2006; 368:350-2

4. Dowson A. et al; (MIST) Tiral to Evaluate the Effectiveness of PFO Closure to Resolve Refractory Migraine Headaches. *Circulation.* 2008; 117:1397-404

5. Johansson M.C. et al. The Significance of Patent Foramen Ovale. A Current Review of Associated Conditions andTreatment. *Int. J. Cardiol.* 2009:13; 17-24

6. Kearney L.G. et al; Thrombus Entrapped in a Patent Foramen Ovale. Heart lung. Circ. 2010; 19:58-60

7. Furlan A.J. et al; Closure I Trial. *N Eng. J. Med.* 2012; 366:991-9

8. Kernan W. et al; The 2014 AHA/ASA Guidelines for the Prevention of Stroke in Patients with Stroke and TIA, *Stroke*, July 2014; 45

Cierre percutáneo del defecto septal ventricular (CPDSV)

Tipos de DSV:

1. Perimembranoso (80%), adyacente a la válvula aórtica y tricúspide.
2. Muscular (15%), cierre espontáneo es frecuente.
3. DVS tipo outlet (<5%), a menudo asociadado con la insuficiencia aórtica progresiva.
4. DVS tipo Inlet (AV tipo del canal) (1%), visto en el síndrome de Down.

Complicaciones del DSV no tratado en edad avanzada:

1. Endocarditis. (0.2%)
2. Insuficiencia cardíaca.
3. Estenosis subaórtica discreta. (raro)
4. En DSV tipo outlet, el prolapso de la cúspide aórtica puede causar insuficiencia aórtica progresiva.
5. Arritmias.
6. Bloqueo cardíaco completo. (raro)

Tratamiento intervencionista quirúrgico/con catéter:

- El cierre **quirúrgico** sigue siendo el tratamiento de elección. (Mortalidad de 1-2%)

El cierre de **trans-catéter** se puede considerar en:
1. Pacientes con un aumento en los factores de riesgo para la cirugía.
2. Múltiples intervenciones quirúrgicas cardíacas anteriores.

3. En casos de DSV en los cuales el acceso para el cierre quirúrgico se difícil.

4. En casos de DSV muscular céntrico, puede ser considerado como una alternativa a la cirugía.

5. Se ha demostrado que es factible en casos de DSV perimembranoso.

6. Puede ser considerado como el tratamiento de primera elección en casos de DSV post-quirúrgico residual.

7. 2-4 semanas después de infartos de miocardio, el cierre con catéter pueden ser considerado como el primer tratamiento de elección.

Complicaciones del dispositivo de cierre: (98% de éxito)

1. Embolización del dispositivo. (2%)
2. Regurgitación aórtica. (3%)
3. Regurgitación tricúspide. (2%)
4. Trastornos de la conducción con un bloqueo cardíaco completo. (2%)
5. Hemólisis transitoria. (2%)
6. Perforación cardiaca. (0.5%)

Referencias:

1. Szkutnik M. et al. Post- Infarction V.S.D. Closure with AMPLATZER® Occluder. *Eur. J. cardio- thorac surg.* 2003; 23:323-7.

2. Roos-Hesselink J.W. et al. Outcome of Patients after Surgical Closure of V.S.D. at Young Age. *Eur. Heart J.* 2004; 25: 1057-62.

3. Thanopoulos B.D. et al. Outcome of Transcatheter Closure of Muscular V.S.D. with AMPLATZER® Occluder. *Heart.* 2005; 91:513-6.

4. Butera G. et al. Transcatheter Closure of Perimembranous V.S.D.: Early and Long-term Results. *J. Am. Coll. Cardiol.* 2007; 50:1189.

5. Caminati M. et al. Transcatheter Closure of Congenital V.S.D: Results of European Registry. *Eur. Heart J.* 2007; 28:2361.

6. Baumgartner H. et al. ESC Guidelines for the Management of Grown-up Congenital Heart Disease. *Eur. Heart J.* 2010; 31:2915-57.

7. Zuo J. et al. Results of Transcatheter Closure of Perimembranous V.S.D. *Am. J. Cardiol.* 2010; 106:1034-7.

Oclusión percutánea del apéndice auricular izquierdo (OPAAI)

Puntos para recordar:

1. 90% de los trombos se originan en el AAI y 10% en otras regiones de la aurícula izquierda. (Podría haber una necesidad de anticoagulación, incluso después de la eliminación o el cierre del AAI)

2. No todos los accidentes cerebrovasculares en pacientes con FA son cardio-embólicos o se deben a la propia FA.

3. Los resultados de la escisión quirúrgica u oclusión del AAI son inconsistentes.

4. Varios estudios han demostrado la viabilidad de la oclusión percutánea del AAI.

5. En la actualidad, el cierre percutáneo no se considera simplemente como una alternativa a la terapia anticoagulante.

6. Las recomendaciones actuales se basan en estudios de observación y de registros solamente.

7. importantes limitaciones y complicaciones importantes de la terapia anticoagulante oral que hacen que el cierre del AAI sea una opción atractiva.

8. En el ensayo PREVAIL, en GENERAL, no se logró la eficacia de no inferioridad, SIN EMBARGO se logró siete días después del procedimiento (18 meses de seguimiento).

9. El dispositivo watchman es el más ampliamente estudiado.

10. El dispositivo watchman se indica como una alternativa a la terapia con warfarina en pacientes con AF no valvular.

11. Las complicaciones relacionadas procedimiento agudas son poco frecuentes. (4%)

12. Los cuatro años de datos del ensayo PROTECT AF mostraron que el dispositivo watchman ha cumplido con los criterios de no inferioridad y superioridad en comparación con warfarina para la prevención de los accidentes cerebrovasculares, la embolización sistémica y la muerte cardiovascular.

Indicaciones para la OPAAI/escisión:

1. La exclusión **quirúrgica** del AAI en el momento de la cirugía de la válvula mitral es una práctica estándar en muchos centros.
2. La OPAAI está indicada en:
   a. La negativa del paciente para la anticoagulación oral.
   b. La contraindicación relativa o absoluta para la anticoagulación oral.
   c. Los pacientes con mayor riesgo de hemorragia:
      i. Puntuación HAS-BLED ≥ 3
      ii. Necesidad de una triple terapia anticoagulante. (por ejemplo, Stents coronarios recientes)
      iii. Insuficiencia renal grave como una contraindicación para ACON.

Complicaciones (7% -10%)

1. Perforación cardiaca con taponamiento. (5%)
2. Embolia gaseosa.
3. Desarrollo de trombos en el dispositivo. (4%)
4. Accidente cerebrovascular. (2%)
5. Dispositivo de embolización. (1.5%)
6. La oclusión incompleta del AAI con un pequeño chorro de flujo residual (14%) podría dar lugar a la formación de trombos.

Referencias:

1. Sievert H. et al. Percutaneous Left Atrial Appendage Transcatheter Occlusion to Prevent Stroke. *Circulation* 2002; 105:1887-9
2. Healey J.S. et al; The LAAOS Pilot Study for Left Atrial Appendage Occlusion During CABG. *Am. Heart J.* 2005; 150:288-93
3. Holmes D.R. et al. PROTECT AF Trial. *Lancet.* 2009; 374:534-42
4. Dawson et al, Should Patients with AF Have LAA Exclusion During Cardiac Surgery?. *Interact cardiovasc thorac surg.* 2010; 10:306-11
5. Park J.W. et al; LAA Closure With AMPLATZER® Cardiac Plug. *Catheter Cardiovasc Interv.* 2011; 77:700-6
6. 2012 Focused Update of the ESC Guidelines for the Management of Atrial Fibrillation. *Europace* (2012) 14, 1385-1413
7. Holmes D. et al. The (PREVAIL) Trial. *JACC.* 2014; 64(1) 1-12
8. Meier B. et al; EHRA/EAPCI Expert Consensus Statement on Catheter- based Left Atrial Appendage Occlusion. *Europace* 2014; 16; 1397
9. Chugh A etal. ACC,HRS,SCAI Statement on LAA occlusion device. JACC June 29, 2015.

Coartación de la aorta (CoA)

Puntos para recordar:

1. La **CoA** se considera parte de la arteriopatía generalizada, y con frecuencia se asocia con hipoplasia difusa del arco aórtico e istmo.

2. La reparación **quirúrgica** es el tratamiento estándar en los lactantes y niños de corta edad y en pacientes con anatomía subóptima con tortuosidad e hipoplasia del arco, mientras que la intervención percutánea es el tratamiento estándar para los adolescentes y adultos.

3. La intervención **(ya sea quirúrgica o colocación de stent)** se indica en:
   a. Gradiente de Coartación de más de 20 mmHg. (Tipo I C)
   b. Gradiente de coartación de menos de 20 mmHg con hipertensión o la presencia de colaterales significativos. (Tipo IIa C)
   c. Falla de la angioplastia con balón debido al retroceso de la aorta.

4. La hipertensión persistente o recurrente después del tratamiento exitoso es común y representa un importante problema a largo plazo. (30% permanecen hipertensivos)

5. El embarazo aumenta los riesgos de formación de aneurismas, disección, hemorragia intracerebral y preeclampsia. Por lo tanto, la intervención puede ser necesaria si la presión arterial está mal controlada.

Angioplastia con Balón e implante de stent para la coartación de la aorta

Tipos de intervención:

1. La colocación de **stent** es la primera opción en adultos con CoA nativa.

2. Para la recoartación o la CoA residual, la angioplastia con balón, con o sin colocación de stent, es el tratamiento de elección.

3. Para los bebés y niños pequeños, y los pacientes con anatomía subóptima con tortuosidad e hipoplasia del arco aórtico, la reparación quirúrgica es el tratamiento de elección.

4. El desarrollo de aneurismas como una complicación de la angioplastia con balón o la reparación quirúrgica, generalmente se trata con cirugía. (sin embargo, el **injerto** de stent podría tener un papel en el futuro)

Contraindicaciones de la implantación de un stent:

1. En los bebés y los niños pequeños, ya que no hay stents de tamaño adecuado, que puedan ser dilatados en el futuro para una aorta de tamaño adulto.

2. Complejo anatomía e hipoplasia del arco aórtico.

3. Origen aberrante de vasos de cabeza y cuello del arco aórtico.

Complicaciones:

Complicaciones agudas: (15%)

1. Disección, ruptura. (4%)

2. Migración del stent. (5%)

3. Accidente cerebrovascular. (<1%)

Complicaciones tardías:
1. Disección aórtica.
2. Formación de aneurismas. (5-8%)
3. Recoartación. (7%)
4. Fractura del stent. (poco común)
5. Hipertensión arterial sistémica.

Referencias:

1. Lababidi Z., Neonatal Transluminal Balloon Coarctation Angioplasty. *Am. Heat J.* 1983; 106; 106:752-3
2. Redington A. et al; Transcatheter Stent Implantation to Treat Aortic Coarctation in Infancy. *Br. Heart J.* 1993; 69:80-2
3. Cowley C.G. et al; Long- term Randomised Comparison of Balloon Angioplasty and Surgery for Native Coarctation of the Aorta in Childhood. *Circulation.* 2005; 111:3453
4. Eicken A. et al. The Fate of Systemic Blood Pressure in Patients after Effectively stented coarctation. *Eur. Heart J.* 2006; 27:1100-5
5. Forbes T.J. Et al; (CCISC) Study. *Catheter cardiovasc. interv.* 2007; 70:276-85
6. Egan M. et al; Comparing Balloon Angioplasty, Stenting and Surgery in the Treatment of Aortic Coarctation. *Cardiovasc ther.* 2009; 7:1401-12
7. ESC 2010, Guidelines for the Management of Grown-up Congenital Heart Disease. Baumgartner H. et al; *European Heart Journal* (2010) 31, 2915-2957

Colocación de stent en la arteria carótida (CSC)

Puntos para recordar:

1. Los resultados de la CSC son generalmente influenciados por la anatomía del arco aórtico y los vasos supraaórticos. Los resultados de la EAC están influenciados por las comorbilidades del paciente.

2. Las condiciones que conducen a un aumento de los riesgos del procedimiento de CSC son:
   a. Edad mayor a 70 años.
   b. Enfermedad severa del arco aórtico.
   c. ACC o ACI tortuosa.

3. El riesgo de accidente cerebrovascular de la intervención en los pacientes **asintomáticos** no debe superar el riesgo de curso natural de la estenosis carótida. (1% -3% por año)

4. Para la CSC, la experiencia del hospital y los operadores se correlacionan con los resultados - la tasa de accidente cerebrovascular o muerte no debe ser superior a **6%** en los pacientes sintomáticos, y a **3%** para los asintomáticos. De lo contrario, la revascularización puede tener ventajas sobre el tratamiento médico.

5. El resultado global del ensayo CREST - en pacientes sintomáticos y asintomáticos – demostró el resultado de un accidente cerebrovascular, infarto de miocardio o muerte fue similar en casos de CSC y EAC. Sin embargo, en los subgrupos de pacientes **sintomáticos** y los pacientes mayores de **70** años, se encontró que

la EAA fue superior a la CSC, y también CREST ha encontrado que los tiempos tienen un efecto significativo sobre la calidad de vida en comparación con el infarto de miocardio.

6. El beneficio de la revascularización mediante CSC o EAC frente a la terapia médica **agresiva** moderna (antiplaquetarios, estatinas y antihipertensivos) no se ha establecido para los pacientes con estenosis carotídea asintomática.

7. En los pacientes sintomáticos por encima de la edad de 70 años, el riesgo de accidente cerebrovascular o muerte es dos veces mayor en comparación con el CSC a EAC.

   Por lo tanto, EAC en **preferible** en casos de:
   a) Lesiones quirúrgicamente accesibles.
   b) Ausencia de enfermedades pulmonares clínicamente significativas u otras enfermedades cardíacas que aumenten el riesgo de la cirugía.
   c) Cuando no ha habido endarterectomía ipsilateral anterior.

8. La CSC es **preferida**:
   a) Si una lesión carotídea no es accesible para la cirugía.
   b) En casos de estenosis carotídea inducida por radiación.
   c) En los pacientes con enfermedad cardiaca, pulmonar u otras enfermedades significativas que aumenten el riesgo de la anestesia y la cirugía.

9. La EAC no es beneficiosa para los pacientes con la arteria carótida casi ocluida.

10. Los pacientes con accidente cerebrovascular que tengan déficits neurológicos persistentes incapacitante tienen pocas probabilidades de beneficiarse de cualquier revascularización.

Recomendaciones del 2011 para el tratamiento de pacientes con enfermedad carotídea (ASA / ACC / AHA / SCAI):

1. **La CSC es más recomendado que la EAC en pacientes que tienen:**
   a. Condiciones anatómicas o médicas que aumentan el riesgo de la cirugía.
   b. Reestenosis inducida por radiación.
   c. Restenosis después de la cirugía.
   d. Anatomía del cuello desfavorable.

2. En los pacientes **asintomáticos** con estenosis severa no invasiva (70-99%), la EAC debe considerar (Tipo IIa A), siempre que la probabilidad de accidente cerebro vascular y de muerte sea menor al 3%.

3. La revascularización de la carótida no se recomienda para la oclusión total crónica y el tratamiento médico es la única opción práctica.

Resumen de las recomendaciones para la selección de EAC o CSC: (AHA / ASA) 2014 Recomendaciones para la prevención de accidentes cerebrovasculares

1. En los pacientes **sintomáticos** con estenosis severa no invasiva (70-90%), se recomienda la EAC.

2. En los pacientes **sintomáticos** con estenosis moderada (50-69%), la EAC se recomienda en función de factores específicos del paciente. (edad, sexo y comorbilidades)

3. La CSC puede ser una **alternativa** a la EAC en los pacientes **sintomáticos** con un riesgo medio o bajo de complicaciones

asociadas con la colocación de stents, si la estenosis es superior al 70% con métodos no invasivos o 50% con angiografía.

Complicaciones de la CSC:

1. Reacción del seno carotídeo: (raro) bradicardia transitoria, hipotensión, asistolia, debido a la estimulación de los barorreceptores carotídeos.
2. Oclusión aguda del vaso, ya sea debido a un espasmo grave, disección, o la formación de trombos.
3. Embolización distal. (0.5-1.5%)
4. Hemorragia intracraneal. (raro)
5. Síndrome de hiperperfusión (<1%), se presenta con dolor de cabeza, vómitos, confusión, agitación y convulsiones debido al aumento de la presión de perfusión tras la revascularización.
6. Encefalopatía inducida por contraste, es un síndrome neurológico transitorio que se resuelve completamente en 24 horas.
7. Perforación de la arteria carótida. (0.3%)
8. Reestenosis intra-stent. (<5%)
9. Accidente cerebrovascular. (1.5-5%)

Complicaciones de la EAC:

1. Infarto del miocardio. (<2%)
2. Accidente cerebrovascular. (0.5-3%)
3. Síndrome de hipoperfusión cerebral. (raro)
4. Hematoma cervical.
5. Lesión de nervios craneales (5%), incluyendo el hipogloso, facial y nervio laríngeos recurrente.
6. Infecciones de la herida.
7. Reestenosis carotídea. (2-10%)

Referencias:

1. Kastrup. et al; Early Outcome of Carotid Angioplasty and Stenting With and Without Cerebral Protection Devices. *Stroke.* 2003; 34:813-9

2. Yadav J.S. et al; Protected Carotid artery Stenting Versus Endarterectomy in High-risk Patients. *N. Eng. J. Med.* 2004; 351:1493-501

3. Macdonald S. et al; The evidence of cerebral protection. Analysis and summary of the literature. *Eur. J. Radio.* 2006; 60:20

4. Mas J.L. (EVA-3S) trial. *Lancet Neurol.* 2008; 7:885-92

5. Nedeltchev K. et al; Standardised Definitions and Clinical End Points in Carotid Artery and Supra-aortic trunk Revascularisation Trials. *Catheter cardiovasc. interv.* 2010; 76:333-44

6. Silver F.L. (CREST) trial. *Stroke* 2011; 42:675

7. Brott T.G. et al., ASA/ACCF/AHA/SCAI guidelines on the management of patients with extracranial carotid and vertebral arteries. *J.A.C.C.*, 57, issue 8, Febr. 2011, e16-e94.

8. Michael Tendera et al; ESC guidelines 2011, on the diagnosis and treatment of peripheral artery disease. *Europen H. J.*(2011) 32, 2851-2906

9. Van Der Heyden J. et al; High Versus Standard Clopidogrel Dose in Patients Undergoing Carotid Stenting. (IMPACT) trial. *J. cardiovasc surg.* (Torino) 2013; 54:337

10. Tandros R.O. et al; The effect of statin use on embolic potential during carotid angioplasty and stenting. *Ann. Vasc. Surg.*2013; 27:96

11. Kernan W.N. et al; AHA/ASA guidelines for the prevention of stroke and TIA. *Stroke* 2014; 45:2160

Colocación de stent en la arteria renal (CSAR)

Puntos para recordar:

1. Se sospecha enfermedad renovascular si hay indicios clínicos:
   a. Elevación aguda de la creatinina sérica.
   b. Hipertensión grave en pacientes con aterosclerosis sistémica difusa.
   c. Hipertensión de moderada a severa en pacientes con edema pulmonar rápido recurrente.
   d. El inicio de la hipertensión antes de los 30 años y después de los 55 años.
   e. Soplo abdominal sistólico o diastólico.
   f. El empeoramiento de la función renal después de la administración de un agente ACI o ARB.
   g. Riñón atrófico inexplicable.
   h. Enfermedad multivaso de la arteria coronaria o enfermedad arterial periférica.

2. La revascularización (colocación de stent o cirugía) es razonable sólo para los pacientes que tienen una alta probabilidad de beneficiarse de la intervención. Estas condiciones (criterios de atención adecuadas para la revascularización) son:
   a. **Corta duración** de la hipertensión antes del diagnóstico de la estenosis de la arteria renal.
   b. Falla de la terapia médica óptima.
   c. La intolerancia a la terapia médica.
   d. El deterioro de la función renal.

e. Edema pulmonar recurrente en pacientes con función sistólica normal del ventrículo izquierdo.

Los pacientes que no cumplan **cualquiera** de los criterios anteriores deben ser tratados con terapia médica solamente.

3. El cuidado inapropiado de revascularización:
   a. CSAR unilateral, bilateral o de riñón solitario y presión arterial controlada y función renal normal.
   b. CSAR unilateral, bilateral o de riñón solitario y tamaño renal <7 cm.
   c. CSAR unilateral, bilateral o de riñón solitario y enfermedad renal crónica de etapa terminal.
   d. Oclusión total crónica de la arteria renal.

4. El metanálisis de siete ensayos **aleatorios** (incluyendo STAR, ASTRAL and CORAL) no demostró un beneficio clínico importante de la colocación de stents sobre el tratamiento médico, sin embargo, el ensayo CORAL no evaluó a los pacientes en los cuales la terapia médica óptima fallo, y muchos pacientes no eran elegibles para ser incluidos en el estudio, por lo que, no representaba a los pacientes del mundo real.

5. Sin embargo, los resultados de la colocación de stents de los estudios **observacionales** en pacientes de subconjuntos de **alto riesgo** mostraron un mayor beneficio de la colocación de stents en comparación con aquellos pacientes que participaron en los ensayos aleatorios.

6. Estos beneficios del stent son:
   a. Menor mortalidad.
   b. Menor riesgo de eventos cardiovasculares.

c. Baja tasa de progresión de la enfermedad renal.

d. Disminución de la creatinina sérica.

e. Baja incidencia de hospitalización por insuficiencia cardiaca.

7. Los subgrupos de pacientes de alto riesgo son:
   a. Pacientes con edema pulmonar rápido.
   b. Hipertensión resistente. (que requiere 3 o más fármacos)
   c. Insuficiencia renal crónica, con creatinina <3 mg / dl.
   d. Insuficiencia renal aguda.

8. Las **preocupaciones** potenciales del tratamiento médico solo son:
   a. Progresión de la estenosis.
   b. Daño isquémico del riñón afectado en el largo plazo.
   c. Deterioro de la función renal mediante la inhibición del efecto protector de la angiotensina.

9. La revascularización mediante **cirugía** sólo está indicada para pacientes con lesiones anatómicas de la arteria renal complejas, no susceptibles a la implantación de un stent.

10. El tratamiento de elección para la displasia **fibromuscular** es la angioplastia con balón sencillo y posiblemente la angioplastia con balón de corte con una alta posibilidad de curar la hipertensión.

11. Las recomendaciones de la ESC 2011 consideran que la colocación de stents renal una (Tipo IIb A) indicación.

12. La revascularización rara vez cura la hipertensión, pero podría mejorar el control de la presión arterial.

13. La estenosis angiográfica de > 70% indica una estenosis severa y es hemodinámicamente significativa.

Causas de la estenosis de la arteria renal:

1. Aterosclerosis.
2. Displasia fibromuscular.
3. Nefroangiosclerosis. (lesión hipertensiva)
4. Disección aortorrenal.
5. Vasculitis de la arteria renal.
6. Tomboangeítis obliterante.
7. Esclerodermia.
8. Trauma.

Complicaciones de la implantación de un stent:

1. Disección de la arteria renal.
2. Trombosis de la arteria renal.
3. Perforación de la arteria renal, a menudo requiere tratamiento quirúrgico.
4. Lesión renal aguda ya sea debido a una embolia ateromatosa o al agente de contraste.
5. Reestenosis. (11-17%)

Contraindicaciones de la colocación de stent renal:

1. Esperanza de vida limitada.
2. Enfermedad renal avanzada. (creatinina> 3-4 mg / dl)
3. Pacientes con diátesis hemorrágica
4. Infarto del miocardio reciente.
5. Embarazo.

Referencias:

1. Plouin P.F. et al; Blood Pressure Outcome of Angioplasty in Atherosclerotic Renal Artery Stenosis. The EMMA Study Group. *Hypertension.* 1998; 31:823-9

2. Van de ven P.J.et al; Arterial Stenting and Balloon Angioplasty in Ostial Atherosclerotic Renovascular Disease. *Lancet.* 1999; 353:282-6

3. Van Jaarsveld BC et al; The Effect of Balloon Angioplasty on Hypertension in Atherosclerotic Renal Artery Stenosis. *N. Eng. J. Med.* 2000; 342; 1007-14

4. Sapoval M. et al; GREAT Trial. *J. Vasc. Intervene. Rradiool.* 2005; 16:1195-202

5. Hirsch A.T. et al; ACC/AHA Guidelines for the Management of Patients with Peripheral Arterial Disease. *Circulation.* 2006; 113:e463

6. Astral Trial. *N. Eng. J. Med.* 2009; 361:1953-62

7. Michael Tendera et al; ESC guidelines 2011, on the diagnosis and treatment of peripheral artery disease. *Europen H. J.* (2011) 32, 2851-2906

8. Cooper C.J. et al. CORAL Trial. *N. Eng. J. Med.* 2014; 370:13

9. Riaz I.B. et al. Meta- analysis of Revascularisation Versus Medical Therapy for Atherosclerotic Renal Artery Stenosis. *Am. J. Cardiol.* 2014; 114:116

10. Ritchie J. et al. High-risk Clinical Presentations in Atherosclerotic Renovascular Disease: Prognosis and Response to Renal Artery Revascularisation. *Am. J. Kidney. Dis.* 2014; 63:186

11. Park S etal. SCAI Expert Consunsus Statement for Renal Artery Stenting Appropriate Use. Catheterisation and Cardiovascular Interventions 84;1163-1171(2014)

Denervación simpática renal percutánea (DSRP)

Puntos para recordar:

1. La hipertensión resistente se define como una presión sanguínea por encima de 140/90 mmHg a pesar del uso de 3 o 4 antihipertensivos incluyendo diuréticos.

2. Varios estudios no-ciegos han demostrado que la denervación renal reduce significativamente la presión arterial en pacientes con hipertensión resistente.

3. El ensayo simplicity-HTN 3 (aleatorizado ciego) no demostró ningún beneficio después de seis meses.

4. En la actualidad, algunos centros están realizando denervación renal en pacientes con hipertensión resistente con la anatomía de la arteria renal adecuada. (Diámetro de la arteria renal de más de 4 mm con una sola arteria que suministra cada riñón)

5. La DSRP no mostró efectos adversos sobre las funciones renales ni hipotensión ortostática.

6. Se obtienen mejores resultados con la ablación más profunda y circunferencial, y la ablación distal en las ramas de la arteria renal.

7. Evite la ablación del ostium ya que puede conducir a la disección aórtica.

8. Evite las zonas de ateroma y la estenosis.

9. La DSRP es una indicación Tipo II B.

Complicaciones:

1. Espasmo de la arteria renal.
2. Disección de la arteria renal.
3. Estenosis de la arteria renal.
4. Disección aórtica.

Posibles aplicaciones futuras:

Pacientes con un aumento de activaciones simpáticas:
1. Apnea obstructiva del sueño.
2. Síndrome de ovario poliquístico.
3. Insuficiencia cardíaca crónica.
4. Síndrome metabólico.

Referencias:

1. Krum H. et al; Catheter- based Renal Sympathetic Denervation for Resistant Hypertension. *Lancet.* 2009; 373:1275-81
2. Esler M.D. et al; (the simplicity HTN2 trial) *Lancet.*2010: 376:1903-9
3. Krum H. et al; Catheter- based Renal Sympathetic Denervation for Resistant Hypertension: Durability of Blood pressure Reduction out to 24 Months. *Hypertension.* 2011; 57:911-7
4. Witkowski A. et al; Effects of Renal Sympathetic Denervation on Blood Pressure, Sleep Apnea Course and Glycemic Control in Patients With Resistant Hypertension and Sleep Apnea. *Hypertension.* 2011; 58:559-65
5. Bhatt D.L et al; (Simplicity HTN-3 trial): A Controlled Trial of Renal Denervation for Resistant Hypertension. *N. Eng. J. Med.* 2014; 370:1393

Printed in the United States
By Bookmasters